Grishmi Niswade

Regeneração periodontal

Grishmi Niswade

Regeneração periodontal

porta de entrada para a estabilidade dentária.

ScienciaScripts

Imprint
Any brand names and product names mentioned in this book are subject to trademark, brand or patent protection and are trademarks or registered trademarks of their respective holders. The use of brand names, product names, common names, trade names, product descriptions etc. even without a particular marking in this work is in no way to be construed to mean that such names may be regarded as unrestricted in respect of trademark and brand protection legislation and could thus be used by anyone.

Cover image: www.ingimage.com

This book is a translation from the original published under ISBN 978-620-7-64150-5.

Publisher:
Sciencia Scripts
is a trademark of
Dodo Books Indian Ocean Ltd. and OmniScriptum S.R.L publishing group

120 High Road, East Finchley, London, N2 9ED, United Kingdom
Str. Armeneasca 28/1, office 1, Chisinau MD-2012, Republic of Moldova, Europe
Printed at: see last page
ISBN: 978-620-7-63299-2

REGENERAÇÃO PERIODONTAL - UM ENIGMA EM SI MESMO!

Introdução

A regeneração é definida como a reprodução ou reconstituição de uma parte perdida ou lesionada, enquanto a reparação é definida como a cicatrização por um tecido que não restaura totalmente a arquitetura ou a função da parte. A nova fixação é definida como a união de tecido conjuntivo ou epitélio com uma superfície radicular que foi privada do seu aparelho de fixação original. Por outro lado, a reinserção descreve a união do epitélio ou do tecido conjuntivo com uma superfície radicular. A regeneração dos tecidos periodontais perdidos devido à doença periodontal é, de certa forma, um objetivo intangível na terapia periodontal. Diz-se que é um objetivo impraticável devido à complexidade dos eventos biológicos, factores e células subjacentes à regeneração periodontal. O principal objetivo da terapêutica periodontal é tratar a infeção causada pelo biofilme patogénico periodontal e travar ou retardar a perda de inserção e de osso, evitando, em última análise, a perda de dentes. O sucesso do tratamento é evidenciado clinicamente por uma redução das profundidades das bolsas à sondagem (PPD) e uma diminuição dos valores de hemorragia (ou seja, hemorragia à sondagem), juntamente com a reformação de um ambiente dentogengival que permite medidas de higiene oral eficazes. Estas melhorias clínicas devem, idealmente, ser acompanhadas por um ganho do nível de inserção clínica (CAL) e preenchimento ósseo radiográfico. Apesar de a terapia periodontal convencional - que consiste no desbridamento não cirúrgico e/ou acesso cirúrgico, incluindo vários tipos de retalhos de acesso ou técnicas de ressecção de tecidos - poder conduzir a melhorias clínicas substanciais, as bolsas residuais podem persistir ou a cicatrização está associada a uma perda significativa de inserção e a um aumento das recessões dos tecidos moles. Foi demonstrado que as profundidades de sondagem residuais profundas em pacientes tratados representam um indicador de risco para a progressão da periodontite. Para além disso, as bolsas residuais profundas associadas à presença de defeitos intra-ósseos ou envolvimentos de furca das Classes II e III têm sido fortemente associadas a um risco acrescido de perda de dentes. Consequentemente, um dos objectivos clinicamente mais importantes da terapia periodontal é a redução ou erradicação completa de bolsas profundas (ou seja, de locais ≥ 6 e eliminação de defeitos de furca). Idealmente, o tratamento de defeitos intra-ósseos e de furca deve resultar não só na redução da profundidade de sondagem, no ganho de inserção clínica e no preenchimento ósseo radiográfico, mas também no encerramento do defeito através da regeneração periodontal (ou seja, formação de cemento radicular, ligamento periodontal e osso alveolar). A lógica para integrar protocolos regenerativos/reconstrutivos no conceito global de tratamento é apoiada por resultados de estudos clínicos que mostram melhorias clínicas geralmente maiores após essas abordagens quando comparadas com tratamentos convencionais, como o desbridamento com retalho aberto (DFA). Além disso, uma vez que a cirurgia periodontal regenerativa é uma abordagem não ressectiva, também pode oferecer resultados estéticos superiores quando comparada com protocolos convencionais ou de ressecção de bolsas. Nas últimas décadas, uma pletora de protocolos clínicos tem demonstrado aumentar a regeneração periodontal e melhorar os resultados clínicos em defeitos intra-ósseos e em defeitos de furca classe-II. Estes incluem:

▶ a utilização de várias técnicas cirúrgicas associadas à implantação de enxertos ósseos/substitutos ósseos;

▶ desmineralização da superfície radicular;

▶ regeneração tecidular guiada (GTR);

▶ factores de crescimento e de diferenciação;

▶ derivado da matriz do esmalte (EMD);

▶ várias combinações das anteriores.

Os resultados de estudos pré-clínicos e clínicos mostraram que, de um ponto de vista biológico, os seguintes factores são de importância crucial para obter a regeneração periodontal:

• estabilidade da ferida para permitir a adesão e maturação do coágulo sanguíneo sem perturbações na superfície da raiz instrumentada;

• fornecimento de espaço para permitir a formação e maturação dos tecidos periodontais;

• cicatrização sem intercorrências (por exemplo, sem infeção bacteriana), para apoiar a maturação dos tecidos recém-formados

Por conseguinte, os conceitos de tratamento que visam proporcionar um benefício clínico devem basear-se num raciocínio biológico sólido, incorporando não só a utilização de materiais regenerativos, mas também tendo em consideração o potencial de cicatrização inato do defeito. Este artigo apresenta uma breve revisão dos nossos conhecimentos actuais sobre a terapia periodontal regenerativa e fornece ajuda ao clínico no processo de tomada de decisão sobre porquê, quando e como utilizar estas abordagens para melhorar o prognóstico dentário.

Enxertos ósseos

Os enxertos ósseos são as estratégias terapêuticas mais utilizadas para a regeneração periodontal. A utilização de enxertos ósseos baseia-se na hipótese de que estes materiais regeneram o osso alveolar e o cemento radicular e criam o espaço necessário para o processo de regeneração.
São classificados como materiais que contêm células formadoras de osso (osteogénese), factores de crescimento (osteocondutividade) ou materiais que servem de suporte para a regeneração óssea (osteocondução). Além disso, são classificados como autólogos (colhidos do mesmo indivíduo), alogénicos (de indivíduos diferentes da mesma espécie), enxertos xenogénicos (colhidos de espécies diferentes) e todos os materiais sintéticos e não orgânicos são

designados aloplastos.

A utilização de enxertos ósseos ou substitutos ósseos pressupõe que estes materiais podem facilitar a formação de novas ligações do tecido conjuntivo e o crescimento ósseo. De facto, os enxertos ósseos ou substitutos ósseos podem resultar numa maior redução da PPD e num maior ganho de CAL em comparação com a cirurgia periodontal convencional.

Uma recente revisão sistemática de estudos histológicos humanos confirmou que podem ser alcançadas algumas pequenas quantidades de regeneração periodontal após a implantação de osso autógeno, osso alogénico desmineralizado liofilizado e osso bovino desproteinizado em defeitos intra-ósseos. Além disso, também foi reconhecido que a implantação de vários tipos de enxertos ósseos ou biomateriais em diferentes tipos de defeitos periodontais não conduz previsivelmente à regeneração periodontal, mas sim à formação de um longo epitélio juncional e ao encapsulamento das partículas de enxerto/biomaterial em tecido conjuntivo mole. Assim, pode concluir-se que a mera implantação de enxertos ósseos ou substitutos ósseos em defeitos periodontais com o objetivo de aumentar a regeneração periodontal deve ser evitada, apesar das possíveis melhorias clínicas. Atualmente, a principal justificação para a utilização de enxertos ósseos ou biomateriais ósseos na terapia periodontal regenerativa é servir de suporte para produtos biológicos (por exemplo, factores de crescimento, derivados da matriz do esmalte) e/ou evitar o colapso do retalho mucoperiosteal, assegurando assim o espaço necessário para o processo de regeneração.

•**Enxerto ósseo autógeno** - Tem propriedades osteocondutoras e osteoindutoras, pelo que é considerado o padrão de ouro.

➤ **Auto-enxertos intra-orais** - colhidos da tuberosidade maxilar, áreas alveolares edêntulas, alvéolos de extração cicatrizados, áreas mentais e retromolares.

- Lascas de osso cortical: Não são geralmente utilizadas atualmente, uma vez que são bastante mais longas e têm a possibilidade de sequestro.

- Coágulo ósseo: O osso é colhido de locais intra-orais com uma broca redonda e misturado com sangue. As vantagens do coágulo ósseo são o facto de as partículas mais pequenas levarem a uma maior estrogénese do que as partículas maiores. As desvantagens são o facto de o doente não poder aspirar durante o processo de recolha, a qualidade dos fragmentos recolhidos não ser conhecida e a fluidez do material.

- Mistura de osso cortical e esponjoso: É a combinação de osso cortical e esponjoso colhido com a ajuda de brocas, rongeurs ou trefinas. O osso colhido é depois colocado numa cápsula de amálgama e triturado até obter uma consistência pastosa.

➢ **Auto-enxertos extra-orais** - São obtidos a partir do osso esponjoso ilíaco e da medula óssea. Diz-se que estes enxertos têm um grande potencial osteogénico. A desvantagem dos auto-enxertos extra-orais reside no facto de ser necessária uma cirurgia adicional para a obtenção do enxerto e de a quantidade obtida também não ser suficiente. A reabsorção radicular pós-operatória é outro problema destas técnicas.

Estudos clínicos sobre autoenxertos

Autor e ano	Objetivo do estudo	Material e métodos	Resultados
Froum et al. 1976	Osso autógeno (coágulo ósseo) versus desbridamento apenas com retalho aberto	75 locais em 28 pacientes foram tratados por dois procedimentos.	O tratamento com osso autógeno resultou em maior ganho de nível de fixação clínica (diferença média ponderada: 0,72 mm, DP 1,82) e enchimento de osso (ponderado diferença média: 1.62 mm, DP 1,53)
Schallhorn et al 1970	Osso autógeno da crista ilíaca no tratamento de lesões ósseas periodontais.	Foram avaliados 182 transplantes em 52 doentes tratados para periodontites	

Trombelli et al. (2002)	Comparação de osso autógeno enxertos para abrir o retalho	revisão sistemática sobre enxertos ósseos autógenos	Verificou-se uma maior nível de ligação (CAL)
	procedimento de desbridamento		ganho para o grupo enxertado (ganho CAL: 3,2 mm, DP 0,5) em comparação com os controlos (ganho CAL: 2,0 mm, DP 0.8).
Reynolds et al. (2003)	Osso autógeno comparado com desbridamento de retalho aberto.	revisão sistemática sobre enxertos ósseos autógenos	O tratamento com osso autógeno resultou em maior ligação clínica ganho de nível e preenchimento de osso
(Czuryszkiewicz- Cyrana e Banach 2006)	Enxerto ósseo autógeno mais PRP	Vinte e seis pacientes saudáveis com periodontite crónica e avançada (24 mulheres e 2 homens) foram seleccionados. Foram tratadas 72 bolsas periodontais infra-ósseas.	No seguimento de 12 meses, registou-se uma melhoria na profundidade da bolsa, no ganho de CAL e na mobilidade,
Yilmaz et al. 2010	cicatrização de defeitos intra-ósseos profundos tratados com uma combinação de EMD + osso autógeno ou apenas com EMD	Quarenta pacientes com periodontite crónica avançada, com um defeito intraósseo profundo, foram tratados aleatoriamente com EMD+	O tratamento de ensaio resultou em reduções de PPD, ganhos de RAL e ganhos de PBL estatisticamente mais elevados em comparação com o controlo.
		Autógeno (teste) ou EMD (controlo). As avaliações clínicas foram efectuadas na linha de base e 1 ano após tratamento.	

| Rickert et al 2012 | Substitutos ósseos e osso autógeno no procedimento de aumento do seio maxilar | As elevações do fundo do seio com osso autógeno (controlos) foram comparadas com osso autógeno combinado com factores de crescimento ou substitutos ósseos, ou apenas com substitutos ósseos | A combinação de auto-enxertos e substitutos ósseos é uma alternativa fiável ao osso autógeno como único material de enxerto. |
| Clementini et al 2012 | Osso autógeno utilizado para o aumento do rebordo e subsequente colocação de implantes. | Revisão sistemática | A taxa de sucesso dos implantes colocados em cristas regeneradas por enxerto onlay varia entre 72,8% e 97% após períodos de acompanhamento que vão de 6 meses a 10 anos. |

•**Enxertos ósseos alogénicos** - Os aloenxertos são obtidos a partir de outros indivíduos da mesma espécie, mas com genótipos diferentes. Incluem os aloenxertos ósseos liofilizados (FDBA) e os aloenxertos ósseos liofilizados desmineralizados (DFDBA).

•**FDBA:** O FDBA, que não é desmineralizado, funciona principalmente através da osteocondução, um processo em que o enxerto não ativa o crescimento ósseo, mas actua como um suporte para o osso natural do paciente crescer sobre e dentro dele.

Autor e ano	Objetivo do estudo	Material e métodos	Resultados
Kassolis et al. 2000	FDBA + PRP	15 tratados consecutivamente	89% foram considerados
		doentes que utilizam	clinicamente bem sucedido
		PRP em combinação com	demonstrando completa
		aloenxerto ósseo liofilizado	cobertura óssea do
		(FDBA) para sinusite	implante, sem mobilidade e
		elevação e/ou cumeeira	uma radiografia normal

		aumento.	comparência no momento da
			reingresso e 12 meses
			exposição pós-implante
Rosen e Reynolds 2001	FDBA + Barreira membrana	9 pacientes com 8 fenestração e 3	90,9% de conclusão cobertura do tecido ósseo
		defeitos de deiscência em	defeitos
		implantes consecutivamente	
		tratados com GBR utilizando	
		polímero bioabsorvível	
		barreira de poli(DL-	
		lactide) em conjunto	
		com um enxerto composto de	
		aloenxerto ósseo liofilizado (FDBA)	
Nevins et al. 2007	FDBA no tratamento de defeitos periodontais	O objetivo desta série de casos foi determinar o potencial regenerativo clínico e radiográfico do aloenxerto ósseo liofilizado mineralizado (FDBA) reforçado com rhPDGF-BB para o tratamento de doenças periodontais graves. defeitos intra-ósseos	A reentrada clínica e as radiografias até aos 11 meses mostraram um preenchimento ósseo completo nestes casos difíceis, indicando que o rhPDGF combinado com o FDBA proporciona uma excelente resultados clínicos.
Fagan et al. 2008	FDBA no aumento do rebordo alveolar	37 defeitos foram tratados com FDBA, diferindo nas membranas de barreira de regeneração óssea guiada, e pediculada enxerto de tecido conjuntivo.	Trinta e seis implantes foram osseointegrados e apresentaram-se estáveis e bem sucedidos aos 6 e 12 meses pós-restauração avaliações.

Kolerman et al. 2008	FDBA no aumento do seio maxilar	O aloenxerto ósseo liofilizado mineralizado (FDBA) foi utilizado para o aumento do pavimento do seio. Após 9 meses, foram efectuadas 23 biópsias de 19 pacientes	A avaliação histológica revelou uma média de 29,1% de novas formações osso, 51,9% tecido conjuntivo e 19% material de enxerto residual. As partículas de enxerto encontravam-se principalmente em contacto estreito com os novos
			osso formado, principalmente com características de osso maduro com numerosos osteócitos e, em menor grau, com espaços da medula

Exemplos de produtos disponíveis no mercado - Straumann® AlloGraft, OraGRAFT® Mineralized Cortical (FDBA) da LifeNet Health, família MinerOss® da Biohorizons, Puros® (Zimmer Dental), SureOss (HansGBR Biomaterial)

•**DFDBA: O** DFDBA tem partículas de osso desmineralizadas, que resultam na exposição de proteínas morfogenéticas ósseas na matriz óssea. Estas proteínas induzem uma cascata de eventos que resultam na diferenciação celular e na indução de células pluripotenciais para formar osteoblastos.

Autor e ano	Objetivo do estudo	Material e métodos	Resultados
Bowers et al. (1989a, 1989b)	Para comparar a cicatrização de defeitos intra-ósseos com e sem a colocação de aloenxerto ósseo liofilizado descalcificado (DFDBA) num	Os enxertos gengivais livres foram colocados sobre os defeitos enxertados e não enxertados para retardar o desenvolviment o epitelial migração. Biópsias	Houve uma maior probabilidade de regeneração de um novo aparelho de fixação e de tecidos componentes nos defeitos enxertados do que nos defeitos não enxertados.
	ambiente não submerso em	foram obtidos a 6	
	humanos	meses e	
		a regeneração foi	
		avaliado	
		histometricame nte. Dados	
		de 12 pacientes	
		com 32 enxertos e	
		25 não enxertados	
		os defeitos eram	
		apresentado para	
		análise estatística.	
Nevins et al 2007	Para comparar a eficácia	Quarenta indivíduos com	DBBMC + NBCM
	de preservação de duas cumeeiras	tomadas de extração	proporcionou melhores tecidos moles
	tratamentos.	expositor	cura e cumeeira
		substancialment e bucal	preservação para implante
		as deiscências foram	colocação.
		inscritos e	
		randomizado entre	
		10 normalizado	

		centros. Tratamentos	
		foram desmineralizados	
		aloenxerto plus	
		reconstituído e	
		colagénio reticulado	
		membrana	
		(DFDBA + RECXC) ou mineral ósseo bovino desproteinizado com colagénio mais membrana de colagénio nativo em bicamada (DBBMC + NBCM).	
Piemontese et al. (2008)	comparar o PRP combinado com um DFDBA com o DFDBA misturado com uma solução salina normal no tratamento de defeitos intra-ósseos humanos	Neste estudo, foram tratados vinte defeitos ósseos intra-ósseos interproximais em vinte indivíduos saudáveis, não fumadores, diagnosticados com periodontite crónica. Dez indivíduos foram distribuídos aleatoriamente pelo grupo de teste (PRP + DFDBA) ou pelo grupo de controlo (DFDBA + soro fisiológico)	O tratamento com uma combinação de PRP e DFDBA levou a uma melhoria estatisticamente significativa do índice de placa aos 3 meses, da profundidade de sondagem aos 6 meses e do preenchimento radiográfico de defeitos aos 6 meses em defeitos periodontais intra-ósseos, em comparação com o DFDBA com soro fisiológico normal.
Kothiwale et al. 2009	para a análise clínica e avaliar radiograficamente e	Dez pacientes que sofre de	1) aos 9 meses após cirurgia ambas as terapias
	comparar a eficácia de	crónica	resultou numa DP significativa

	desmineralizado liofilizado	periodontite,	reduções e ganhos CAL
	enxerto ósseo (DFDBA) e	com apresentação bilateral	e (2) significativo
	osso xenogénico derivado de bovino	Grau II bucal	registaram-se melhorias em
	enxerto (BDX) [Bio-Oss] com	defeito de furca,	preenchimento ósseo e percentagem
	membrana amniótica (MAM) como	foram aleatoriamente	ganho com ambos os
	regeneração guiada de tecidos	tratados com	material, no entanto, há
	(GTR) no tratamento de	DFDBA com AM	não foi significativo
	periodontal humano Grau II	(Sítio experimental	diferença entre ambos.
	defeitos da furca bucal.	A) ou utilizando bovinos	
		xenoenxerto derivado	
		(BDX) com AM	
		(Sítio experimental	
		B).	
Aspriello et al. 2010	Comparar a utilização do esmalte	Cinquenta e seis intrabony	Em comparação com a linha de base, o
	derivada da matriz (EMD) e	defeitos ósseos em 56	Resultados de 12 meses indicados
	liofilizado desmineralizado	doentes com periodontis	que ambos os tratamentos
	aloenxertos ósseos (DFDBA) com	foram aleatoriamente	modalidades resultaram em
	DFDBA sozinho para o	atribuído ao teste	alterações significativas em todos os
	tratamento de seres humanos	grupo (DFDBA +	parâmetros clínicos.
	defeitos intra-ósseos periodontais	EMD) ou o controlo	
	aos 12 meses após a cirurgia.	(DFDBA) para	
		periodontal	
		tratamento.	

Exemplos de produtos disponíveis no mercado - Straumann® AlloGraft, Puros,DFDBA, DFDBA, Osteohealth, NY, MinerOss Family of Allografts da Biohorizons

• **Aloplastos** - Um aloplastos é um material de enxerto ósseo sintético biocompatível e inorgânico. Atualmente, os aloplastos comercializados para regeneração periodontal dividem-se em duas grandes classes: cerâmicas e polímeros.

Autor e ano	Objetivo do estudo	Material e métodos	Resultados
Movin et al. 1982	Aloenxertos no tratamento de defeitos ósseos periodontais	Sondagem e raios X	3,2 mm de ganho de fixação no local enxertado e 2,0 mm de ganho de fixação no local não enxertado.
J. M. Rummelhart 1989	FDBA versus DFDBA	Vinte e dois defeitos (11 pares intra-pacientes) em 9 pacientes foram enxertados com DFDBA ou FDBA.	Estes resultados não revelam diferenças significativas entre os dois materiais em defeitos primariamente intra-ósseos quando avaliados num mínimo de 6 meses pós-cirurgia.
Feuille, Frank et al 2003	Avaliar a utilização do FDBA em conjunto com uma barreira reforçada com titânio (TR e-PTFE) no tratamento de deficiências localizadas do rebordo alveolar	Doze pacientes (com idades compreendidas entre os 23 e os 65 anos) que necessitavam de substituição dentária com crista aumento foram	Os resultados clínicos e histológicos deste estudo demonstram que os locais enxertados com FDBA em conjunto com uma barreira de e-PTFE podem proporcionar uma
		recrutados para participar neste projeto estudo.	forma previsível de aumentar rebordos alveolares deficientes antes da colocação do implante.
Prakash	Para avaliar a eficácia de	Vinte e nove	Substituição óssea sintética
et al. 2010	Ácido poliláctico/ácido poliglicólico	sistematicamente	materiais de enxerto são
	(PLA/PGA -Fisiograft®) com	indivíduos saudáveis	normalmente utilizado para

	Desbridamento com retalho aberto (OFD)	com um total de 30	regeneração periodontal.
	e OFD isoladamente no tratamento de	os defeitos eram	O presente estudo foi
	defeitos intra-ósseos durante um período de	incluído no	conduzido utilizando
	9 meses.	presente,	O PLA/PGA não revela
		aleatório,	benefício adicional em relação a
		controlado e dois	OFD isoladamente no tratamento de
		estudo paralelo de braço.	defeitos intra-ósseos.
		Os testes foram tratados	
		com OFD ao longo de	
		com Fisiograft®	
		e controlos com	
		Apenas OFD.	

Exemplos de produtos disponíveis no mercado - Calcitite (20-40 Mesh (420- 840 mm) e 40-60 Mesh (250-420 mm)) (Calcitek, Inc., Carlbad, CA), OsteoGraf/D300 (granulometria 250-420 mm) ou OsteoGraf/D700 (granulometria 420- 1.000 mm) (CeraMed Corp, Lakewood, CO), Interpore 200 (Interpore International, Irvine, CA) e Pro-Osteon 500R (Interpore Cross International, Irvine, CA, EUA), Osteogen R (Impladent, NY, EUA),

• **Enxertos ósseos xenogénicos** - Atualmente, existem duas fontes disponíveis de xenoenxertos utilizados como enxertos de substituição óssea em periodontia: o osso bovino e o coral natural. Ambas as fontes, através de diferentes técnicas de processamento, fornecem produtos biocompatíveis e estruturalmente semelhantes ao osso humano. Recentemente, foram também descritos xenoenxertos de suínos e bovinos. Estes são osteocondutores por natureza.[4]

Autor e ano	Objetivo do estudo	Material e métodos	Resultados
Sculean et al. 2004	comparar clinicamente o tratamento de defeitos intra-ósseos profundos com uma combinação de um xenoenxerto derivado de bovino (BDX) e uma membrana de colagénio bioreabsorvível para aceder à cirurgia de retalho.	Vinte e oito pacientes que sofriam de periodontite crónica, e cada um dos quais apresentava um defeito intraósseo, foram tratados aleatoriamente com BDX + membrana de colagénio (teste) ou com retalho de acesso cirurgia (controlo).	(i) um ano após a cirurgia, ambas as terapêuticas resultaram em reduções significativas da DP e em ganhos de CAL, e (ii) o tratamento com BDX+membrana de colagénio resultou em ganhos de CAL significativamente mais elevados do que o tratamento com cirurgia de retalho de acesso.
Mellonig et al 2000	Avaliar histologicamente um xenoenxerto ósseo derivado de bovino (Bio-Oss) no tratamento de lesões ósseas periodontais humanas defeitos.	Quatro pacientes com pelo menos um dente que tinha sido recomendado para extração porque	Este estudo indica que a regeneração periodontal é possível após o enxerto com uma substância derivada de bovino xenoenxerto.
		de doença periodontal avançada interproximal voluntária para participar.	
Myron Nevins et al 2011	investigar o potencial dos grânulos de xenoenxerto (osso esponjoso bovino) para formar osso vital em áreas não naturais de formação óssea dos seios maxilares.	Foram efectuados catorze aumentos de seio em 14 pacientes. A reentrada clínica aos 6 meses revelou formação óssea no local da osteotomia.	A formação de osso vital utilizando os grânulos de xenoenxerto foi apoiada por evidências clínicas e histológicas.

Antonio Barone et al 2013	Avaliar e comparar os aspectos histológicos e histomorfométricos de alvéolos de extração enxertados com dois xenoenxertos ósseos bovinos disponíveis comercialmente: Endobon (grupo teste) e Bio-Oss (grupo de controlo).	Trinta e oito pacientes contribuíram com 62 locais de extração aumentados para o estudo.	Esta investigação apoia a eficácia do xenoenxerto de osso bovino para a preservação do alvéolo quando está planeada a colocação subsequente de implantes.
Deepthi Palachur et al 2014	Comparar a eficácia do xenoenxerto derivado de bovino (Bio-Oss Collagen) e da membrana de colagénio de tipo I (Bio-Gide) com xenoenxertos derivados de bovinos	Catorze doentes saudáveis, com idades compreendidas entre os 20 e os 60 anos, com bilateral ou	Ambos os grupos mostraram potencial para melhorar a regeneração periodontal, sem qualquer diferença estatística.
	(Bio-Oss Collagen) e sistema de selagem de fibrina e fibronectina (TISSEEL) no tratamento de defeitos infra-ósseos periodontais.	foram seleccionados defeitos infra-ósseos contralaterais.	significativo entre os dois grupos.

Exemplos de produtos disponíveis no mercado - Bio-OssR (Osteohealth Co., Shirley, NY), Bio-Oss CollagenR (Osteohealth Co., Shirley, NY), OsteoGraf/NR (CeraMed Dental, LLC, Lakewood, CO) e PepGen P-15R (Dentsply Friadent, Mannheim, Alemanha).

Regeneração de tecidos guiada (GTR)

A GTR é uma técnica em que é colocada uma membrana oclusiva que orienta as células progenitoras do ligamento periodontal para repovoar os defeitos ósseos, de modo a conduzir à regeneração periodontal. O princípio biológico da GTR é que a regeneração periodontal ocorre quando as células do epitélio e do tecido conjuntivo são excluídas da colonização das superfícies radiculares e dos defeitos periodontais. As células do ligamento periodontal e do osso alveolar irão então povoar a superfície da raiz. Estudos demonstraram que as GTR (membranas reabsorvíveis e não reabsorvíveis) apresentaram resultados positivos quando utilizadas para o tratamento de defeitos intra-ósseos com duas e três paredes.[12]

Um conceito comprovado que demonstrou resultar na regeneração periodontal é a regeneração tecidular guiada (RTG), que envolve a colocação de uma barreira mecânica para excluir as células epiteliais e as células do tecido conjuntivo gengival da área da ferida, criando assim um espaço isolado a ser preenchido por células do ligamento periodontal e do osso, que podem regenerar o aparelho de fixação do dente. Evidências substanciais de experiências com animais e estudos histológicos em humanos validaram este conceito em casos intra-ósseos e

defeitos de furca, sugerindo que as melhorias clínicas observadas após o tratamento com GTR reflectem em grande parte a regeneração periodontal. Em contraste, o tratamento com OFD é predominantemente caracterizado por um epitélio juncional longo e formação limitada de cemento, ligamento periodontal e osso. A primeira geração de membranas de e-PTFE não reabsorvíveis estava associada a algumas desvantagens, principalmente relacionadas com a necessidade de uma segunda intervenção cirúrgica para remover a barreira, mas também com um elevado risco de exposição da membrana e subsequente contaminação bacteriana ou mesmo infeção. Para ultrapassar estas deficiências, foram desenvolvidos vários materiais naturais ou sintéticos bio-absorvíveis, sendo geralmente de esperar resultados histológicos e clínicos comparáveis com membranas não bioreabsorvíveis e bioreabsorvíveis. As evidências de estudos clínicos indicam ganhos de CAL estatisticamente significativamente mais elevados, reduções de PPD e menos recessões gengivais em defeitos intra-ósseos e de furca de Classe II após o tratamento com GTR, em comparação com os resultados obtidos após a cirurgia periodontal convencional (desbridamento com retalho aberto, OFD). No entanto, também foi demonstrado que o número de paredes ósseas residuais influencia significativamente os resultados (ou seja, quanto maior o número de paredes ósseas residuais, melhor o resultado clínico). De um modo geral, os defeitos estreitos e profundos respondem melhor ao tratamento do que os defeitos largos e superficiais. Para além disso, os defeitos da classe II dos molares mandibulares e maxilares beneficiam mais após a RFA em termos de ganho de CAL horizontal e de nível ósseo à sondagem (PBL-H) do que após a OFD. Assim, de um ponto de vista clínico, um maior número de furcações de Classe II pode mudar para Classe I após o tratamento com GTR em comparação com OFD. Este parece ser um resultado importante, uma vez que foi demonstrado que os dentes com furca de Classe I têm uma excelente taxa de sobrevivência a longo prazo, semelhante à dos dentes sem envolvimento de furca. Em geral, os defeitos de furca de Classe-II em molares inferiores e em sítios vestibulares de molares superiores respondem melhor à terapia com GTR do que as furcas interproximais. Isto deve-se, muito provavelmente, às dificuldades técnicas para limpar eficazmente as furcações interproximais e aplicar com precisão a membrana nos espaços interdentários. No entanto, nas furcações da Classe-III, o tratamento com GTR produziu maus resultados, pelo que representam uma contraindicação para a GTR. Vários estudos demonstraram que as melhorias clínicas obtidas com a RFA podem ser mantidas a longo prazo em defeitos intra-ósseos e de furca, utilizando membranas não bioreabsorvíveis e vários tipos de membranas bioreabsorvíveis. Parâmetros importantes para a estabilidade a longo prazo são o não fumar, um elevado nível de higiene oral e a frequência regular de terapia periodontal de suporte.

Autor e ano	Objetivo do estudo	Material e métodos	Resultados
Pini Prato G et al 1996	Avaliar os resultados da membrana GTR versus um procedimento mucogengival de dois passos - um estudo de 4 anos.	25 pacientes	A redução média da recessão foi semelhante nos dois grupos, enquanto a redução da profundidade de sondagem e o nível de fixação clínica foram maiores no grupo Grupo GTR.
Murphy KG et al 2003	avaliar a eficácia dos procedimentos de regeneração tecidular guiada (RTG) em pacientes com defeitos ósseos periodontais em comparação com controlos cirúrgicos	Uma revisão sistemática.	Globalmente, a GTR é consistentemente mais eficaz do que a OFD no ganho de ligação clínica e na redução da profundidade de sondagem no tratamento de lesões intra-ósseas e defeitos de furca.
Young-Mi	Avaliar e comparar os resultados clínicos e	3 grupos: um teste	Os resultados sugerem que
Chung et al	resultados radiográficos de tecidos guiados	grupo (NC+BM),	tanto NC como BC eram
2014	terapia de regeneração para humanos	em que um NC foi	comparáveis em termos de
	defeitos intra-ósseos periodontais utilizando dois	utilizado com	clínica e radiográfica
	diferentes membranas de colagénio: uma membrana porosa	xenoenxerto ósseo	resultados do tratamento
	reticulação não química do colagénio	mineral (BM), um	de intraósseo periodontal
	membrana (NC) e uma bicamada de colagénio	controlo positivo	defeitos em seres humanos.
	membrana (BC).	grupo (BC+BM),	
		em que um BC foi	
		utilizado com	
		xenoenxerto BM, e	
		um controlo negativo	
		grupo (BM), em	
		que apenas	
		xenoenxerto BM foi	
		utilizado.	

Emdogain (EMD)

Um avanço importante na regeneração periodontal são as proteínas da matriz do esmalte (EMPs), que são produzidas pela bainha epitelial radicular de Hertwig. Estas proteínas desempenham um papel importante na cementogénese e no desenvolvimento do aparelho de fixação periodontal. Esta observação levou ao desenvolvimento do derivado da matriz do esmalte (EMD, Emdogain; Straumann AG, Basileia, Suíça). O Emdogain é extraído de botões dentários de suínos. O EMD estimula a proliferação de pré-osteoblastos e a diferenciação de células semelhantes a osteoblastos, bem como a proliferação e diferenciação de osteoblastos normais. Estudos clínicos e histológicos demonstraram que os defeitos periodontais tratados com EMD resultaram numa regeneração periodontal. O EMD é composto por diferentes proteínas relacionadas com o esmalte, principalmente amelogenina (90%). Outras proteínas incluem a enamelina, a tuftelina, a ameloblastina, a amelotina, a apina, as proteinases, etc. Diz-se que, durante o desenvolvimento embriológico da raiz, as proteínas da matriz do esmalte são segregadas da bainha epitelial da raiz de Hertwig, sendo o seu papel principal a cementogénese. Foi demonstrado que a EMD tem uma influência significativa no comportamento celular de muitos tipos de células, mediando a fixação, a propagação, a proliferação e a sobrevivência das células, bem como a expressão de factores de transcrição, factores de crescimento, citocinas, constituintes da matriz extracelular e outras moléculas envolvidas na regulação da remodelação óssea.

Autor e ano	Objetivo do estudo	Material e métodos	Resultados
Heijl L et al 1997	para comparar os resultados a longo prazo	33 indivíduos com 34 pares	aplicação tópica de
	efeito da EMDOGAIN	locais de ensaio e de controlo	EMDOGAIN em
	tratamento como adjuvante de		superfícies radiculares doentes
	retalho de widman modificado		associado a intraósseo
	(MWF) com a cirurgia de		defeitos durante o MWF
	efeito de MWF e		a cirurgia periodontal irá
	tratamento com placebo.		promover um ganho acrescido
			de ossos radiográficos e
			ligação clínica
			em comparação com o controlo
M.S Tonetti 2002	EMD versus desbridamento com retalho aberto	Foram recrutados 172 pacientes com periodontite crónica avançada em 12 centros de 7 países.	A EMD tem um efeito benéfico em termos de ganho de CAL e redução das profundidades de sondagem quando em comparação com o desbridamento com retalho aberto
A. T. Castellanos 2006	para avaliar clinicamente o uso de EMD em associação com CPF para cobrir recessões gengivais localizadas em comparação com CPF sozinho.	Vinte e dois pacientes com recessões gengivais Classe I ou II de Miller >2 mm foram incluídos. Uma recessão de cada paciente foi tratada no estudo. Foram distribuídos aleatoriamente dois tratamentos: retalho posicionado coronalmente com EMD (teste) e retalho posicionado coronalmente sozinho (controlo).	A adição de EMD melhora significativamente a quantidade de cobertura da raiz.

Bosshardt 2008	Analisar todos os dados biológicos disponíveis de PEMs a nível celular e molecular que sejam relevantes no contexto do tratamento periodontal	Revisão sistemática	A aplicação de EMD nas superfícies radiculares doentes aumenta a formação de uma nova ligação de tecido conjuntivo (ou seja, novos cemento com inserção
	cicatrização de feridas e tecidos formação.		fibras de colagénio) e de novo osso alveolar
Esposito M et al 2009	Testar se a EMD é eficaz e comparar a EMD com a GTR e vários procedimentos BG para o tratamento de defeitos intra-ósseos.	Uma revisão sistemática da Cochrane	Um ano após a sua aplicação, a EMD melhorou significativamente os níveis de PAL (1,1 mm) e reduziu o PPD (0,9 mm) quando comparada com um placebo ou um controlo. No entanto, o elevado grau de heterogeneidade observado entre os ensaios sugere que os resultados têm de ser interpretados com grande cuidado.
Lucas A. Queiroz 2017	Identificar as alterações no microbioma periodontal após o tratamento com EMD utilizando uma abordagem de sequenciação profunda.	39 pacientes com defeitos de furca bucal de classe II mandibular foram aleatorizados para enxerto de fosfato beta-tricálcico/hidroxiapatite (grupo BONE), EMD+BONE ou EMD sozinho.	O tratamento EMD altera previsivelmente um microbioma subgengival disbiótico, diminuindo a riqueza de agentes patogénicos e aumentando a abundância de comensais

Factores de crescimento/Proteínas da matriz

Os eventos de cicatrização de feridas envolvidos na reparação e regeneração são controlados por factores de crescimento polipeptídicos. Por conseguinte, é racional considerá-los importantes na regeneração periodontal. Têm efeitos reguladores na proliferação e diferenciação de células do osso e dos tecidos conjuntivos. Estudos demonstraram que a utilização de factores de crescimento na regeneração periodontal produz resultados favoráveis. Alguns factores de crescimento foram disponibilizados comercialmente para utilização na prática clínica, no entanto, existem ainda algumas questões que continuam a dificultar o progresso e que precisam de ser resolvidas. Estas questões incluem a complexidade do periodonto, o conhecimento limitado sobre a gama de células periodontais, a identificação da célula-alvo a ser modificada pelo fator de crescimento, a estabilidade dos tecidos a serem formados sob a influência destes factores, as dosagens dos factores de crescimento, o transportador ideal ainda não foi encontrado e o elevado custo necessário para a produção destes factores.

Factores de crescimento utilizados na regeneração periodontal-

❖ Fator de crescimento derivado de plaquetas

❖ Proteínas morfogenéticas ósseas

❖ Fator de crescimento transformador beta

❖ Fator de crescimento semelhante à insulina

❖ Fator de crescimento de fibroblastos

A rhBMP-2 (INFUSE® , Medtronic) e o rhPDGF (GEM21S® , BioMinetic Therapeutics) foram aprovados pela FDA para a medicina dentária.

• **Concentrados de plaquetas**

As plaquetas, que derivam dos megacariócitos, são pequenas células anucleadas irregulares com um diâmetro de 2 a 4 micrómetros. O tempo de vida médio é de 8-12 dias e a contagem normal de plaquetas varia entre 1,5 e 4 lacs/microlitro. As plaquetas desempenham um papel essencial na hemostase e são uma fonte importante de factores de crescimento na cicatrização de feridas periodontais. Dependendo da técnica de processamento, foram descritos diferentes tipos de concentrados de plaquetas, incluindo, entre outros, o Plasma Rico em Plaquetas (PRP), o Plasma Rico em Plaquetas Puro (P- PRP), o Plasma Rico em Leucócitos e Plaquetas (L-PRP), a Fibrina Rica em Plaquetas (PRF) e a Fibrina Rica em Leucócitos e Plaquetas (L-PRF). O potencial destas substâncias como agente biológico em periodontologia baseia-se nos factores de crescimento armazenados nos grânulos alfa das plaquetas, que contêm o fator de crescimento derivado das plaquetas (PDGF), o fator de crescimento endotelial vascular (VEGF), o fator de crescimento semelhante à insulina (IGF), o fator angiogénico derivado das plaquetas e o fator de crescimento transformador beta (TGF-β).

• **PRP**

O plasma rico em plaquetas (PRP) é definido como uma "concentração autóloga de plaquetas num pequeno volume de plasma". O PRP é uma preparação autóloga de sangue enriquecida em factores de crescimento como o fator de crescimento transformador beta (TGF-β), o fator de crescimento endotelial vascular (VEGF) e o fator de crescimento derivado das plaquetas (PDGF).

• **PRF**

O PRF (fibrina rica em plaquetas) foi desenvolvido pela primeira vez em França para utilização no domínio da cirurgia oral e maxilofacial. O PRF é classificado como um concentrado de plaquetas de segunda geração, uma vez que é preparado como um concentrado natural sem a adição de quaisquer anticoagulantes. O PRF possui uma densa rede de fibrina com leucócitos, citocinas, glicoproteínas estruturais e também factores de crescimento. As suas vantagens em relação ao plasma rico em plaquetas incluem a facilidade de preparação, a facilidade de aplicação, o custo mínimo e a ausência de modificação bioquímica (não é necessário o anticoagulante trombina bovina).

Autor e ano	Objetivo do estudo	Material e métodos	Resultados
Matteo Piemontese 2008	para comparar o plasma rico em plaquetas (PRP) combinado com um aloenxerto ósseo desmineralizado liofilizado (DFDBA) com o DFDBA misturado com uma solução salina no tratamento de defeitos intra-ósseos humanos.	Sessenta defeitos ósseos intra-ósseos interproximais em 60 indivíduos saudáveis, não fumadores e diagnosticados com periodontite crónica foram tratados neste estudo.	O tratamento com uma combinação de PRP e DFDBA levou a uma melhoria clínica significativamente maior nos defeitos periodontais intra-ósseos em comparação com o DFDBA com soro fisiológico.
Sofia Aroca et al 2009	Determinar se a adição de um coágulo de fibrina rico em plaquetas autólogo (PRF) a um retalho coronalmente avançado modificado (MCAF) (grupo de teste) melhoraria o resultado clínico em comparação com um MCAF isolado (grupo de controlo) para o tratamento de múltiplas recessões gengivais.	Vinte indivíduos, apresentando três recessões gengivais múltiplas Classe I ou II de Miller adjacentes de extensão semelhante em ambos os lados do boca.	A adição de uma membrana PRF posicionada sob o MCAF proporcionou uma cobertura radicular inferior, mas um ganho adicional em GTH aos 6 meses, em comparação com a terapia convencional.
Ma José Martínez-Zapata 2009	para avaliar a eficácia e a segurança do PRP na regeneração de tecidos.	uma revisão sistemática	O PRP melhora a recessão gengival, mas não a clínica
			nível de ligação em periodontite crónica
A.R. Pradeep 2012	Explorar os aspectos clínicos e	Noventa intrabónios	Registou-se uma DP semelhante
	eficácia radiográfica de	os defeitos eram	redução, ganho CAL, e
	fibrina autóloga rica em plaquetas	tratados com	preenchimento ósseo nos locais tratados
	(PRF) e plasma rico em plaquetas	PRF autólogo	com PRF ou PRP com
	(PRP) no tratamento de	com aba aberta	aba aberta convencional
	defeitos intra-ósseos em doentes com	desbridamento ou	desbridamento.

	periodontite crónica.	PRP autólogo	
		com aba aberta	
		desbridamento ou	
		aba aberta	
		desbridamento apenas.	
Roselló-Camps À et al 2015	Utilização de PRP em defeitos intra-ósseos.	Meta-análise	O PRP pode oferecer alguns
			efeitos benéficos para
			clínica e radiográfica
			resultados para
			regeneração de
			intraósseo periodontal
			defeitos.

Biomodificação da superfície da raiz

A hipótese subjacente à modificação da superfície radicular é a de que a superfície radicular periodontalmente afetada é modificada para melhorar a fixação de novo tecido conjuntivo. Vários estudos histológicos mostraram evidências de regeneração periodontal após a aplicação de ácido cítrico, mas os ensaios clínicos controlados não conseguiram mostrar quaisquer melhorias nos parâmetros clínicos quando comparados com locais de controlo.

Agentes utilizados-

1. CONDICIONADORES DE RAÍZES - Ácido cítrico, Tetraciclina HCL, EDTA, Fibronectina, Laminina, Doxiciclina, Minociclina, Ácido poliacrílico, Ácido fosfórico, Formalina, Clorexidina, Peróxido de hidrogénio, Cloreto de Cetil Piridínio e Sódio-N-Lauril Sarcosina, Sais Biliares e Fracções Plasmáticas

2. PROTEÍNAS DA MATRIZ DO ESMALTE

3. PLASMA RICO EM PLAQUETAS

4. FACTORES DE CRESCIMENTO

5. LASERS

Necessidade de biomodificação da superfície radicular

1. Redução da inserção de fibras de colagénio

2. Alterações na densidade mineral e na composição da superfície

3. Contaminação da superfície da raiz por bactérias e endotoxinas

4. Populações de células progenitoras - destruídas pelo processo da doença ou sem capacidade para formar as estruturas do periodonto

5. A superfície radicular patologicamente exposta pode não ter os estímulos quimiotácticos necessários para a migração de células capazes de produzir a regeneração periodontal.

6. A migração apical da JE ao longo da superfície da raiz impede a regeneração, actuando como uma barreira física entre o tecido conjuntivo gengival e a superfície da raiz.

Autor e ano	Objetivo do estudo	Material e métodos	Resultados
Sandro Bittencourt 2007	para avaliar o resultado da terapia de recessão gengival utilizando o retalho semilunar coronalmente reposicionado (SCRF) com ou sem aplicação de EDTA para biomodificação da superfície radicular.	Foram seleccionados quinze pacientes com recessões gengivais vestibulares bilaterais de Classe I de Miller ($\leq$4,0 mm). Trinta dentes com recessões foram distribuídos aleatoriamente para receber o retalho semilunar reposicionado coronalmente com (grupo SCRF-E) ou sem (grupo SCRF) a aplicação de um Gel de EDTA	A utilização do gel de EDTA como agente biomodificador da superfície radicular afectou negativamente o resultado do recobrimento radicular com o SCRF.
Alparslan Dilsiz 2010	avaliar e comparar o resultado da terapia de recessão gengival utilizando o enxerto de tecido conjuntivo subepitelial (SCTG) com ou sem laser Er:YAG	Vinte e quatro dentes em 12 pacientes com recessão classe I e II de Miller foram tratados com SCTG	O presente estudo demonstrou que o condicionamento da superfície radicular com um laser Er:YAG não melhorar os resultados
	aplicação para a biomodificação da superfície radicular.	com (grupo de ensaio) ou sem (grupo de controlo) a aplicação de um laser Er:YAG (2 Hz, 60 mJ/pulso, 40 s, com ar spray).	alcançada quando a SCTG foi realizada isoladamente.

Harpreet Singh Grover et al 2011	Comparar a eficácia do ácido cítrico, do ácido etilenodiaminotetracético (EDTA) e do cloridrato de tetraciclina como agentes de biomodificação radicular. (Estudo In Vitro SEM)	Quinze dentes recém-extraídos foram aplainados e as amostras obtidas dos terços cervicais da raiz.	Os três agentes são agentes de biomodificação radicular igualmente eficazes. Na prática clínica, o EDTA pode ser mais útil devido ao seu pH neutro.
Guilherme H.C. Oliveira et al 2012	Avaliar a eficácia do RSB no recobrimento radicular e o seu impacto nos resultados.	Uma revisão sistemática	O RSB não proporcionou qualquer benefício adicional em termos da avaliação parâmetros clínicos.

Terapia combinada

• Enxertos ósseos + GTR - O enxerto ósseo juntamente com a GTR tem sido utilizado com a hipótese de que a colocação do enxerto ósseo por baixo da membrana preserva o espaço para

população de células progenitoras. A utilização combinada de enxertos ósseos e GTR resultou num ganho ósseo semelhante ou superior quando comparado com o GTR isolado.

• Enxertos ósseos + EMD - O EMD tem uma propriedade de consistência semi-fluida e falta de efeito de criação de espaço. Por conseguinte, se o EMD for combinado com enxertos ósseos, o problema do colapso do retalho e da manutenção do espaço pode ser ultrapassado. Embora os enxertos ósseos se destinem a promover a formação óssea, a sua combinação com EMD designaria um efeito biológico na cascata de eventos que conduzem à regeneração periodontal. Alguns estudos indicam que os resultados clínicos da EMD podem ser melhorados quando utilizada em combinação com enxertos ósseos em relação à EMD isolada.

• Enxertos ósseos + factores de crescimento - A adição de factores de crescimento aos enxertos ósseos melhora o processo de maturação da regeneração óssea e aumenta o contacto enxerto-osso em humanos.

Tecnologias futuras para a regeneração periodontal

O campo da regeneração periodontal está a evoluir rapidamente nos dias de hoje. Estes avanços baseiam-se em grande parte na engenharia de tecidos, que é a ciência da reconstrução dos tecidos periodontais com a utilização de estruturas de polímeros que são implantadas no hospedeiro. Outro campo envolvido no futuro da regeneração periodontal é a nanotecnologia, que é uma ciência da bioengenharia a nível molecular. A engenharia de tecidos, juntamente com a nanotecnologia, irá preparar o futuro da regeneração periodontal. A terapia genética é um método em que são utilizados genes para factores de crescimento que promovem a regeneração, utilizando métodos de administração de genes de plasmídeos e adenovírus.

FIBRINA RICA EM PLAQUETAS

Introdução:

A doença periodontal é uma doença inflamatória crónica caracterizada pela perda de ligação do tecido conjuntivo e pela perda de osso alveolar. A recessão gengival é definida como a deslocação do tecido marginal apicalmente à junção cemento-esmalte.[1] É frequentemente o resultado da doença periodontal, bem como da terapia periodontal. Os pacientes têm frequentemente queixas ou problemas estéticos devido a hipersensibilidade, cáries radiculares ou abrasão das superfícies radiculares expostas.[2,3]

Os concentrados de plaquetas são derivados do sangue e são geralmente utilizados para a prevenção e tratamento de hemorragias resultantes de trombopénia.[4] A revisão da literatura desde os primeiros séculos tem documentado a importância de vários componentes do sangue na cicatrização de feridas. Foi sugerido que os concentrados de plaquetas, quando aplicados localmente como aditivos cirúrgicos, têm o potencial de acelerar a cicatrização. Estes concentrados podem ser obtidos autologicamente a partir do doente ou comercialmente (Tissel, Baxter Healthcare).

Plaquetas

As plaquetas foram descobertas por Giulio Bizzozero em 1882, mas durante muitas décadas a natureza dinâmica e multifuncional das plaquetas permaneceu um campo de interesse apenas para os biólogos. As plaquetas são as células produzidas na medula óssea pelos megacariócitos após estimulação de um fator de crescimento, a trombopoetina, que é produzida no fígado e libertada na circulação sanguínea. Circulam no sangue durante cerca de 10 dias após a libertação da medula óssea. A concentração normal de plaquetas é de 1,50,000- 3,50,000/ µl. Têm 2-3 µm de diâmetro e contêm um anel irregular de núcleos lobulados. As plaquetas desempenham um papel importante na hemostase, na coagulação do sangue, na fagocitose e no armazenamento e transporte de substâncias. No citoplasma das plaquetas encontram-se grânulos de glicogénio, mitocôndrias, lisossomas, peroxissomas e vários tipos de inclusões, incluindo grânulos alfa e densos. Os grânulos alfa constituem 15% do volume total das plaquetas. São constituídos por proteínas específicas e não específicas das plaquetas (fibrinogénio, fibronectina, trombospondina, factores de crescimento, etc.). Os grânulos densos são constituídos por cálcio, fósforo inorgânico, ADP, ATP e serotonina.

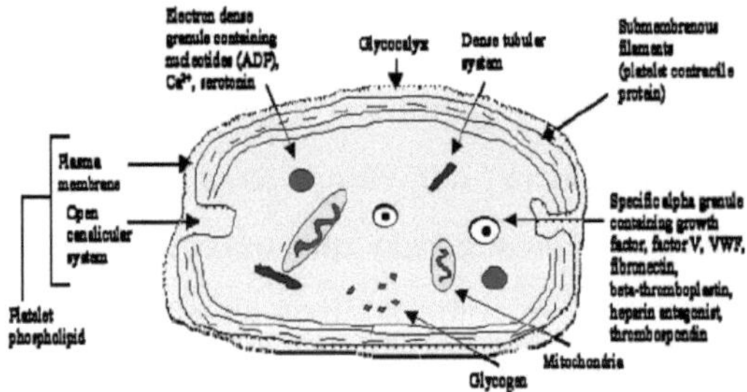

Estrutura de uma plaqueta

Classificação dos concentrados de plaquetas

De acordo com a classificação atual (2009), os concentrados de plaquetas podem ser geralmente classificados em quatro grupos com base na presença de leucócitos e na arquitetura da fibrina:

1) PRP puro/ PRP pobre em leucócitos: ausência de leucócitos e baixa densidade da rede de fibrina após a ativação. Utilizado em duas formas - solução líquida ou gel ativado.

2) Leucócitos e plasma rico em plaquetas: Presença de leucócitos e rede de fibrina de baixa densidade após ativação. Também utilizado em duas formas - solução líquida ou gel ativado.

3) Fibrina pura rica em plaquetas PPRF/Leucocyte-poor PRF: Sem leucócitos mas com uma rede de fibrina de alta densidade. Utilizada sob a forma de gel fortemente ativado.

4) Fibrina rica em leucócitos e plaquetas: Com leucócitos mas com rede de fibrina de alta densidade.

Também utilizado na forma de gel fortemente ativado.

Fibrina rica em plaquetas (PRF)

A fibrina rica em plaquetas foi preparada pela primeira vez por Choukron et al 2001 em França. Trata-se de um concentrado de plaquetas de segunda geração. A PRF consiste numa matriz de PRF leucocitária autóloga que é uma estrutura tetra molecular constituída por citocinas, plaquetas e células estaminais. Esta matriz actua como um suporte biodegradável que permite o desenvolvimento de novos vasos sanguíneos e a migração de células epiteliais.

Preparação

A preparação do PRF segue o protocolo desenvolvido por Choukroun et al. em Nice, França. Retira-se uma quantidade suficiente de sangue para tubos de ensaio de 10 ml sem adição de anticoagulante e centrifuga-se imediatamente. O sangue é centrifugado numa centrífuga de mesa durante 12 minutos a 2700 rpm. Em resultado da centrifugação, formam-se três camadas: a camada superior, constituída por plasma acelular pobre em plaquetas, a camada intermédia, constituída por plasma rico em plaquetas, e a camada inferior, constituída por glóbulos vermelhos. Como não existe anticoagulante nesta preparação, o sangue começa a coagular assim que entra em contacto com a superfície de vidro. Por conseguinte, para uma preparação adequada do PRF, é imperativo proceder a uma colheita rápida de sangue e a uma centrifugação imediata antes do início do processo de coagulação.

Utilizações do PRF

•O PRF pode ser utilizado em concomitância com enxertos ósseos, o que tem muitas vantagens, incluindo a promoção da cicatrização de feridas, o crescimento e a maturação óssea, a estabilização do enxerto, a hemostase de selagem da ferida e a melhoria das propriedades de manuseamento dos materiais de enxerto.

•O PRF também pode ser utilizado como uma membrana para procedimentos de recobrimento radicular.

•Em lesões do periósteo e defeitos de furca.

•Procedimentos de elevação do seio maxilar.

•Preservação das tomadas.

•Preenchimento de cavidades císticas.

Vantagens do PRF em relação ao PRP

•O processo redundante de adicionar um anticoagulante e a necessidade de neutralizar é eliminado.

•A trombina derivada de bovino não é adicionada para a conversão de fibrinogénio em fibrina. A utilização de trombina bovina pode resultar na formação de anticorpos contra os factores V, XI e trombina, resultando no risco de coagulopatias potencialmente fatais. Assim, os riscos associados à trombina derivada de bovinos são eliminados. A conversão do fibrinogénio em fibrina tem lugar com a pequena quantidade de trombina fisiologicamente disponível presente na própria amostra.

• Assim, estas etapas reduzem o manuseamento bioquímico do sangue.

Limitações do PRF

• Uma vez que o PRF é um produto autólogo, não pode ser adquirido em quantidades maiores se for indicado num caso.

• Não pode ser utilizado como material alogénico, uma vez que contém células imunitárias e moléculas antigénicas. Por conseguinte, haverá um risco acrescido de transmissão infecciosa.

Diferença entre PRF e coágulo sanguíneo

O PRF é mais homogéneo e mais estável, fácil de manusear e de expedir num local.[16]

Estudos que comparam PRF com PRP

• **Witfang et al 2005-** As conclusões de Wiltfang et al 2005 de uma série de ensaios clínicos são encorajadoras, na medida em que mostram propriedades melhoradas do PRF em comparação com o PRP.

• **Saluja H et al 2011-** Este estudo teve como objetivo avaliar a potencial utilização e os benefícios da Fibrina Rica em Plaquetas (PRF) em relação ao Plasma Rico em Plaquetas (PRP). O PRF, que pertence a uma nova segunda geração de concentrados de plaquetas, com processamento simplificado e sem necessidade de manipulação bioquímica do sangue, tem várias vantagens em relação ao PRP tradicionalmente preparado, que tem sido amplamente utilizado para acelerar a cicatrização de tecidos moles e duros. No entanto, uma vez que a preparação é estritamente autóloga, a quantidade de PRF obtida é limitada.

•Kobayashi E et al 2016 - O objetivo do presente estudo foi comparar a libertação de factores de crescimento ao longo do tempo a partir do plasma rico em plaquetas (PRP), da fibrina rica em plaquetas (PRF) e de um protocolo modernizado para PRF, o PRF avançado (A-PRF). Com base nos resultados deste estudo, o PRP pode ser recomendado para a libertação rápida de factores de crescimento, enquanto o A-PRF é mais adequado para a libertação a longo prazo.

Estudos sobre a PRF

•Choukroun J et al 2006 - Este estudo teve como objetivo avaliar o potencial do PRF em combinação com FDBA para melhorar a regeneração óssea na elevação do pavimento sinusal. Foram realizados 9 casos. Este estudo mostrou que o aumento do pavimento do seio com FDBA e PRF leva a uma redução do tempo de cicatrização antes da colocação do implante.

•Dohan et al 2006- Esta é uma análise retrospetiva para avaliar as propriedades bioquímicas de 3 gerações de aditivos cirúrgicos, respetivamente adesivos de fibrina, plasma concentrado rico em plaquetas (cPRP) e PRF. A polimerização lenta durante a preparação do PRF parece gerar uma rede de fibrina muito semelhante à natural. Esta rede conduz a uma migração e proliferação celular mais eficiente e, consequentemente, à cicatrização.

•Sasha Jankovic et al 2010 - O objetivo deste estudo foi avaliar a eficácia clínica do PRF com retalho coronalmente avançado e compará-lo com o EMD com retalho coronalmente avançado no tratamento da recessão gengival. O estudo não mostrou qualquer vantagem da utilização do PRF em comparação com o EMD no tratamento da recessão gengival.

•**Chang YC et al 2011** - Este relatório tem como objetivo apresentar as alterações clínicas e radiográficas de um paciente com defeitos intra-ósseos periodontais tratados com PRF. Do ponto de vista clínico e radiológico, 6 meses após a cirurgia, a utilização de PRF como único material de enxerto parece ser uma modalidade eficaz de tratamento regenerativo para defeitos intra-ósseos periodontais.

•**Simonpieri A et al 2012**- Relatou e confirmou a utilização válida de membranas de PRF em protocolos de reconstrução juntamente com FDBA, solução de metronidazol a 0,5% em cerca de 20 pacientes que foram tratados com esta nova técnica e acompanhados durante 1-5 anos e, finalmente, foram colocados 184 implantes dentários e não encontraram nenhuma perda de implante ou enxerto numa série de casos.

•**Joseph VR et al 2014 -** O objetivo deste estudo foi avaliar as propriedades mecânicas da membrana de fibrina rica em plaquetas (PRF) e comparar estas propriedades com as das membranas de colagénio comercialmente disponíveis utilizadas para procedimentos de regeneração tecidular guiada (GTR). Os resultados preliminares da avaliação das propriedades mecânicas da membrana de PRF mostraram que esta não apresentava várias propriedades desejadas quando comparada com as membranas de colagénio disponíveis no mercado. A falta de rigidez e a degradação mais rápida podem limitar a sua aplicação em procedimentos de GTR.

Caso - Cobertura da raiz com PRF

Um doente do sexo masculino, de 30 anos de idade, apresentou-se com uma sensibilidade ligeira na região frontal superior direita do maxilar. O doente também se queixava de um dente de aspeto longo. O exame intra-oral revelou uma recessão gengival no canino superior direito. (Fig.1) A recessão gengival, quando medida, era de 2 mm e a perda de inserção clínica (CAL) era de 3 mm sem mobilidade. Foi efectuada uma radiografia periapical com técnicas padrão que revelou uma estrutura óssea sólida à volta do dente. Foi efectuada a terapia de fase I, que incluiu uma destartarização completa e um planeamento radicular. A reavaliação foi efectuada após 3 semanas. Foi planeado um retalho posicionado coronalmente com PRF no canino superior direito.

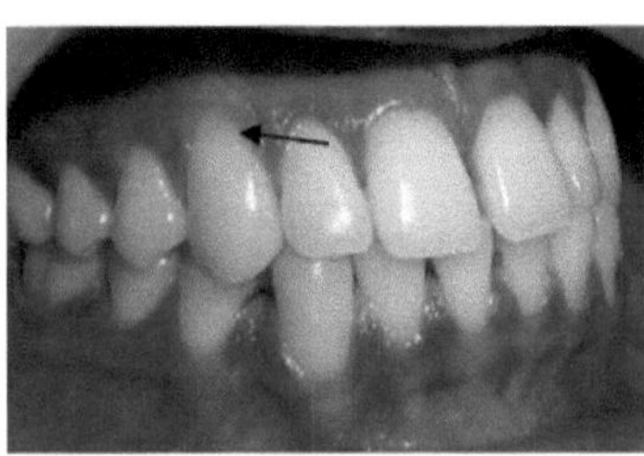

Figura 1: Recessão gengival observada no canino superior direito.

Procedimento cirúrgico:

O procedimento pré-cirúrgico incluiu destartarização e alisamento radicular e instruções de higiene oral. Foi administrada anestesia local no canino superior direito. As incisões sulculares foram efectuadas labialmente em relação ao #12, #13 e #14. Foi feita uma incisão vertical de libertação distal e mesial ao #13, estendendo-se para além da junção mucogengival (Figura 2). Um retalho de espessura parcial foi reflectido para além da junção mucogengival (Figura 3). O local da cirurgia foi limpo de todas as marcas de tecido.

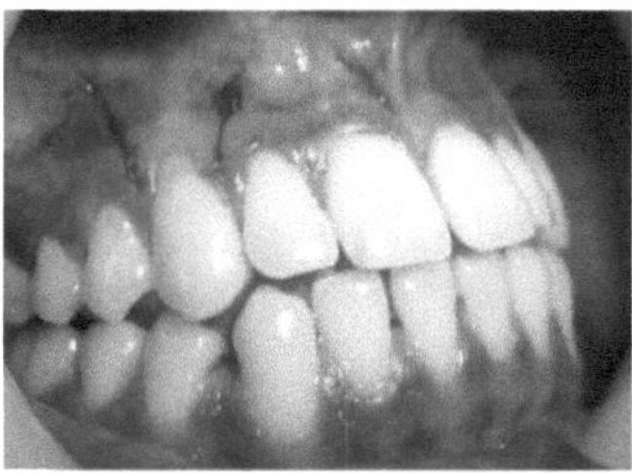

Figura 2: Incisões sulculares e verticais efectuadas.

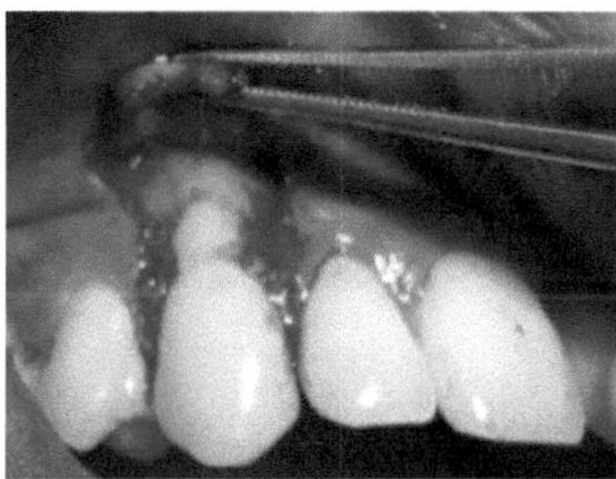

Figura 3: Retalho refletido para além da junção mucogengival.

Preparação do PRF:

O PRF foi preparado de acordo com o protocolo desenvolvido por Choukroun et al. 2001. Antes da cirurgia, foi colhido sangue intravenoso num tubo estéril de 10 ml sem adição de qualquer anticoagulante e imediatamente centrifugado numa máquina de centrifugação a 3000 rotações por minuto durante 10 minutos. Imediatamente após a centrifugação, o tubo apresentava três camadas: a camada intermédia era o coágulo de fibrina, a camada inferior era constituída pelos glóbulos vermelhos e a camada superior era o plasma acelular (plasma pobre em plaquetas) (Figura 4). A camada intermédia foi então separada com uma pinça e uma tesoura esterilizadas (Figura 5). O PRF foi então espremido num pedaço de gaze esterilizada para formar uma membrana fina (Figura 6). Em seguida, foi transferido para uma placa de Dappen.

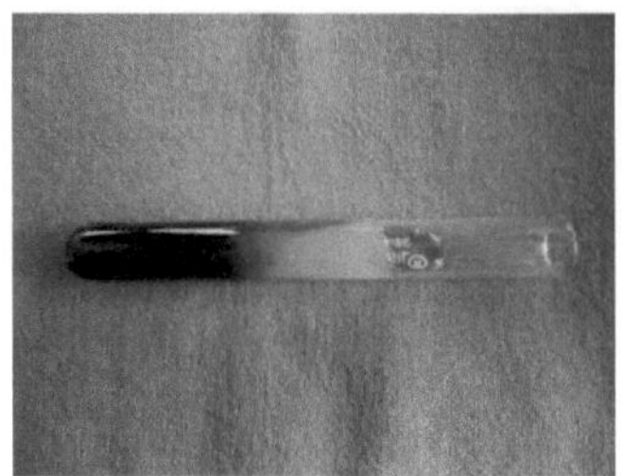

Figura 4: Após centrifugação.

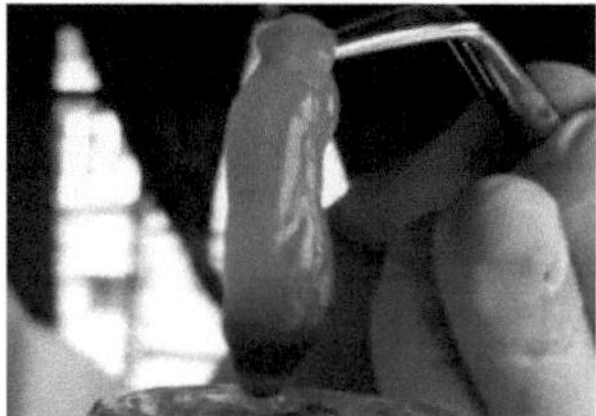

Figura 5: Separação do PRF com uma pinça esterilizada

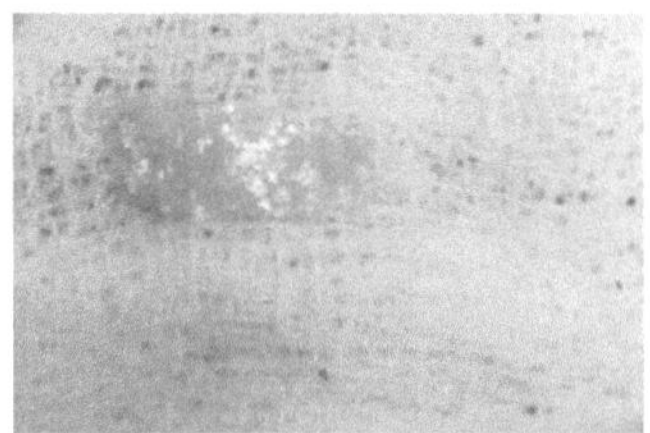

Figura 6: PRF espremido numa membrana

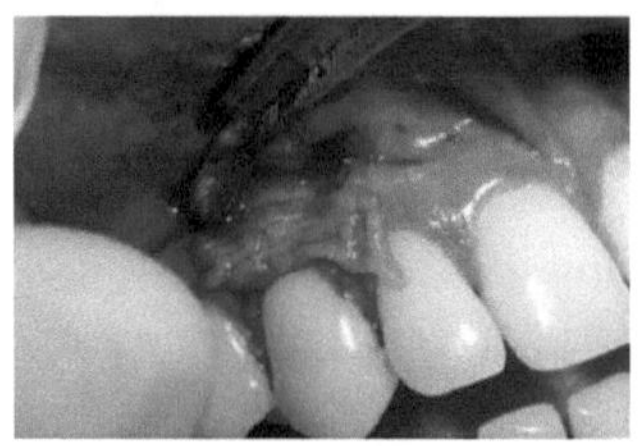

Figura 7: Membrana PRF colocada sob o retalho na superfície radicular
exposta

A membrana PRF foi então colocada no local da cirurgia, o retalho foi avançado e o local foi suturado com suturas de seda 3-0 (Figura 8). Em seguida, foi colocada uma folha de alumínio sobre o local operado e foi aplicado um penso periodontal. Foram prescritos analgésicos e antibióticos adequados, juntamente com bochechos de clorexidina (0,2%) durante 2 semanas. Foi prescrita uma técnica de escovagem suave com uma escova de dentes macia. O penso periodontal foi removido após 1 semana e as suturas após 10 dias.

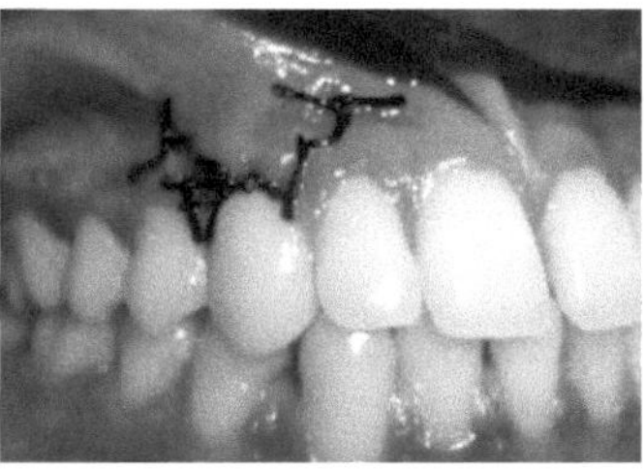

Figura 8: Suturas colocadas.

Resultados:

O acompanhamento pós-operatório foi efectuado aos 15 dias, 1 mês e 3 meses e a cicatrização após o procedimento de recobrimento radicular foi considerada satisfatória. O acompanhamento a 1 mês mostrou uma redução da recessão. O seguimento posterior, aos 3 meses, mostrou uma diminuição acentuada da recessão (Figura 9).

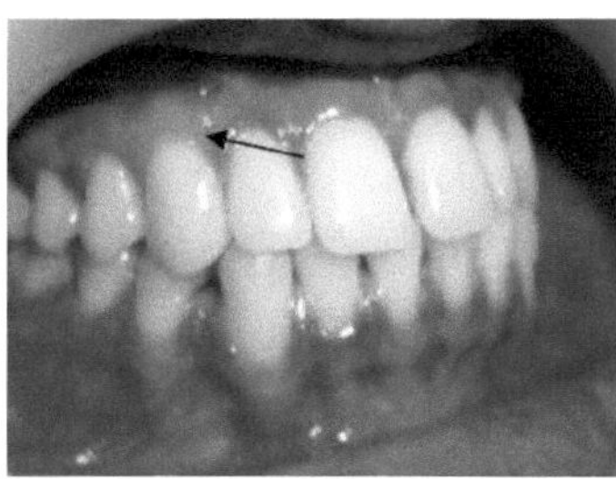

Figura 9: Acompanhamento aos 3 meses.

Discussão

O tratamento da recessão gengival tornou-se essencial nos dias de hoje devido ao aumento das exigências estéticas. Existem muitos tipos diferentes de procedimentos disponíveis para o procedimento de recobrimento radicular. Bernimoulin et al 1975 sugeriram pela primeira vez o retalho avançado coronalmente como parte de um procedimento de duas etapas. O primeiro passo envolveu um auto-enxerto gengival livre colocado apicalmente às margens da recessão a ser tratada e o segundo passo envolveu um retalho posicionado coronalmente realizado após alguns meses para cobrir as superfícies radiculares expostas. Tarnow, em 1986, sugeriu o retalho semilunar posicionado coronalmente para o recobrimento radicular. Allen e Miller, em 1989, sugeriram a utilização de um retalho posicionado coronalmente numa fase, juntamente com a biomodificação da raiz com ácido cítrico, para cobertura de defeitos de recessão. Um procedimento avançado coronalmente modificado foi testado por Zucchelli e De Sanctis em 2007. As principais modificações foram a espessura do retalho e a dimensão das papilas cirúrgicas durante a elevação do retalho. O PRF é uma inovação recente na medicina dentária, que é uma suspensão concentrada de factores de crescimento em plaquetas que estão envolvidos na cicatrização e regeneração dos tecidos. Estes factores de crescimento incluem o fator de crescimento derivado das plaquetas (PDGF), o fator de crescimento transformador (TGF) e muitos outros. Os factores de crescimento são mitogénicos (proliferativos), quimiotácticos e angiogénicos (estimulam a formação de novos vasos sanguíneos). A cicatrização de qualquer ferida começa com a formação de coágulo, epitelização, angiogénese, formação de tecido de granulação e deposição de colagénio e, finalmente, maturação e contração do colagénio. O PRF é uma matriz de fibrina que contém citocinas plaquetárias, factores de crescimento e células, que ficam retidos e são libertados com o tempo e podem servir de membrana. O PRF pode ser utilizado como uma membrana em casos de recessão gengival para restaurar os tecidos gengivais. Em periodontia, o PRF tem sido utilizado para tratar a recessão gengival, defeitos intra-ósseos e lesões periapicais. Alguns relatos de casos mostram a utilização de uma combinação de gel de PRF, enxerto de hidroxiapatite e membrana de regeneração tecidular guiada (GTR) para tratar a DII. Alguns estudos mostram a utilização do gel de PRF e da membrana de PRF em combinação com um enxerto ósseo para o tratamento de um dente com uma lesão combinada de periodontia e endodontia. Dohan e Diss apresentaram um relatório de ensaios clínicos que comparam o teor de factores de crescimento do PRF e do PRP no segundo simpósio internacional sobre factores de crescimento, realizado em maio de 2005. Foi demonstrado que a combinação dos factores de crescimento acelera a reparação óssea e promove a proliferação de fibroblastos,

e aumentam a vascularização dos tecidos, a taxa de formação de colagénio, a mitose das células estaminais mesenquimais e das células endoteliais, bem como dos osteoblastos, desempenhando um papel fundamental na taxa e extensão da formação óssea.

CONCLUSÃO

A utilização de fibrina rica em plaquetas para melhorar a cicatrização dos tecidos periodontais pode apresentar novas possibilidades de regeneração. No entanto, a eficácia clínica da PRF deve ser avaliada em ensaios clínicos aleatórios e em estudos que envolvam um grupo maior de indivíduos.

REFERÊNCIAS

Academia Americana de Periodontologia. Glossário de termos periodontais. Chicago: Academia Americana de Periodontologia; 2001.

Regeneração periodontal. Documento de posição. J Periodontol 2005;76:1601-1622 Rosenberg E, Rose LF (1998) Biologic and clinical considerations for autografts and allografts in periodontal regeneration therapy. Dent Clin North Am 42:467-490 Nasr HF, Aichelmann-Reidy ME, Yukna RA (1999) Bone and bone substitutes.

Periodontol 2000 19:74-86

Zaner DJ, Yukna RA (1984) Tamanho das partículas dos materiais de enxerto ósseo periodontal. J Periodontol 55:406-409

Diem CR, Bowers GM, Moffitt WC (1972) Bone blending: uma técnica de implantação óssea. J Periodontol 43:295-297

Rosen PS, Reynolds MA, Bowers GM (2000) O tratamento de defeitos intra-ósseos com enxertos ósseos. Periodontol 2000 22:88-103

Reynolds MA, Aichelmann-Reidy ME, Branch-Mays GL (2010) Regeneração do tecido periodontal: enxertos de substituição óssea. Dent Clin North Am 54:55-71 Rosenberg E, Rose LF (1998) Biologic and clinical considerations For autografts and allografts in periodontal regeneration therapy. Dent Clin North Am 42:467-490

Mellonig JT (1992) Autogenous and allogeneic bone grafts periodontal therapy. Crit Rev Oral Biol Med 3:333-352

Reynolds MA, Aichelmann-Reidy ME, Branch-Mays GL (2010) Regeneração do tecido periodontal: enxertos de substituição óssea. Dent Clin North Am 54:55-71

Gottlow J, Nyman S, Lindhe J, Karring T, Wennstrom J. Formação de novas ligações no periodonto humano através de regeneração tecidular guiada. Relatos de casos. J Clin Periodontol 1986;13:604-616.

Hammarström L. Matriz do esmalte, desenvolvimento e regeneração do cemento. Journal of Clinical Periodontology 1997; 24:658-668.

Sculean A, Kiss A, Miliauskaite A, Schwarz F, Arweiler NB e Hannig M. Resultados de dez anos após o tratamento de defeitos intra-ósseos com proteínas da matriz do esmalte e regeneração tecidular guiada. Journal of Clinical Periodontology 2008a; 35:817-824.

Giannobile WV, Hollister SJ e Ma PX. Perspectivas futuras para a bioengenharia periodontal utilizando factores de crescimento. Avanços Clínicos em Periodontia 2011; 1:88-94.

Giannobile WV, Hollister SJ e Ma PX. Perspectivas futuras para a bioengenharia periodontal utilizando factores de crescimento. Avanços Clínicos em Periodontia 2011; 1:88-94.

Fernando Suárez-López del Amo et al. Agentes biológicos para a regeneração periodontal e desenvolvimento do local do implante. BioMed Research International Volume 2015, Artigo ID 957518, 10 páginas

Robert E. Marx. Plasma rico em plaquetas: Evidências para apoiar a sua utilização. J Oral Maxillofac Surg 62:489-496, 2004

Chandran Preeja et al. Fibrina rica em plaquetas: O seu papel na regeneração periodontal. Revista Saudita de Investigação Dentária Volume 5, Edição 2, julho de 2014, Páginas 117-122

Artigo inicial Regeneração periodontal - facto ou ficção? Jornal da Academia Internacional de Periodontologia 2015 17/1 Suplemento: 37-49

ROXANNE A. LOWENGUTH et al. Regeneração periodontal: desmineralização da superfície radicular. Periodontologia 2000, Vol 1, 1993, 54-68

Sculean A, Alessandri R, Miron R, Salvi G, Bosshardt DD. Proteínas da matriz do esmalte e cicatrização e regeneração de feridas periodontais. Clin Adv Periodontics 2011;1:101-117.

Christoph A. Ramseier et al. Tecnologias regenerativas avançadas para a reparação de tecidos periodontais. Periodontol 2000. 2012 junho ; 59(1):

185-202

Academia Americana de Periodontologia (AAP). Glossário de termos periodontais. 3ª ed. Chicago: A Academia Americana de Periodontologia; 1992.

P. R. Greene, "The flexible gingival mask: an aesthetic solution in periodontal practice, "British Dental Journal, vol. 184, no. 11, pp. 536-540, 1998.

M. Brannstrom e A. Astrom, "The hydrodynamics of the dentine; its possible relationship to dentinal pain," International Dental Journal, vol. 22, no. 2, pp. 219-227, 1972.

Sunitha Raja V et al. Fibrina rica em plaquetas: Evolução de um concentrado de plaquetas de segunda geração. Indian J Dent Res, 19(1), 2008

D. Ribatti e E. Crivellato, "Giulio Bizzozero and the discovery of platelets", Leukemia

Research, vol. 31, no. 10, pp. 1339-1341, 2007.

Kakali Ghoshal et al. Overview of Platelet Physiology: O seu papel hemostático e não hemostático na patogénese da doença e Scientific World Journal Volume 2014, Artigo ID 781857, 16 páginas

Ehrenfest DM (2010): Como otimizar a preparação de coágulos e membranas de fibrina rica em leucócitos e plaquetas (L-PRF, técnica de Choukroun): Introducing the PRF Box. Oral Surg Oral Med Oral Pathol Oral RadiolEndod 110(3), 275-278

Choukroun J, Adda F, Schoeffler C, Vervelle A. Uma oportunidade para a paroimplantologia: o PRF. Implantodontie 2000;42:55-62. Francês.

Bowers GM, Chadroff B, Carnevale R, Mellonig J, Corio R, Emerson J, et al. Avaliação histológica de novos aparelhos de fixação em humanos. Parte II. J Periodontol 1989;60:676- 82.

M.Toffler,N.Toscano,D.Holtzclaw,M.DelCorso,andD.D. Ehrenfest, "Introducing Choukroun's platelet rich fibrin (PRF) to the reconstructive surgery milieu," TheJournal of Implant and Advanced Clinical

Dentistry,vol.1,no.6,pp.21-32,2009.

T. R. Appel, B. Potzsch, J. Muller, J. von Lindern, S. J. Berge e R. H. Reich, "Comparação de três preparações diferentes de concentrados de plaquetas para enriquecimento de factores de crescimento", Clinical Oral Implants Research, vol.13, n.º 5, pp.522-528, 2002

D. M. Dohan Ehrenfest, L. Rasmusson, e T. Albrektsson, "Classification of platelet concentrates: from pure platelet-rich plasma (P-PRP) to leukocyte- and platelet-rich fibrin (L-PRF)," Trends in Biotechnology,vol.27,no.3,pp.158-167,2009.

Sujeet Vinayak Khiste et al. Fibrina rica em plaquetas como biocombustível para a regeneração de tecidos. ISRN Biomaterials Volume 2013, Artigo ID 627367, 6 páginas

Kang YH, Jeon SH, Park JY, Chung JH, Choung YH, Choung HW, Kim ES e Choung PH. A fibrina rica em plaquetas é um Bioscaffold e um reservatório de factores de crescimento para a regeneração de tecidos. Tissue Eng Part A 2011; 17: 349-359.

Choukroun J, Diss A, Simonpieri A, Girard MO, Schoeffler C, Dohan SL, Dohan AJ, Mouhyi e Dohan DM. Fibrina rica em plaquetas (PRF): concentrado de plaquetas de segunda geração. ParIV: efeitos clínicos na cicatrização de tecidos. Oral Surg Oral Med Oral Pathol Oral Radiol Endod 2006; 101: e56-60.

Simonpieri A, Del Corso M, Vervelle A, Jimbo R, Inchingolo F, Sammartino G e Dohan Ehrenfest DM. Conhecimentos actuais e perspectivas para a utilização de plasma rico em plaquetas (PRP) e fibrina rica em plaquetas (PRF) em cirurgia oral e maxilofacial, parte 2: Enxerto ósseo, implante e cirurgia reconstrutiva. Curr Pharm Biotechnol 2012; 13: 1231-1256.

Par Wiltfang J, Terheyden H, Gassling V, Acyl A. Plasma rico em plaquetas vs fibrina rica em plaquetas: Comparação do teor de factores de crescimento e da proliferação e diferenciação de osteoblastos na cultura de células. In

Report of the 2nd International Symposium on growth factors (SyFac 2005).

Harish Saluja et al. Fibrina rica em plaquetas: Um concentrado de plaquetas de segunda geração e um novo amigo dos cirurgiões orais e maxilofaciais. Ann Maxillofac Surg. 2011 Jan-Jun; 1(1): 53-57.

Kobayashi E et al. Libertação comparativa de factores de crescimento do PRP, PRF e PRF avançado. Clin Oral Investig. 2016 Dec;20(9):2353-2360. Epub 2016 Jan 25. Dohan DM et al. Fibrina rica em plaquetas (PRF): um concentrado de plaquetas de segunda geração. Parte I: conceitos tecnológicos e evolução. Oral Surg Oral Med Oral Pathol Oral Radiol Endod. 2006 Mar;101(3):e37-44. Epub 2006 Jan 19

Sasa Jankovic et al. O retalho avançado coronalmente em combinação com fibrina rica em plaquetas (PRF) e derivado da matriz de esmalte no tratamento da recessão gengival: Um estudo comparativo. Jornal Europeu de Medicina Dentária Estética: jornal oficial da Academia Europeia de Medicina Dentária Estética, 5(3):260-73 - setembro de 2010

Chang YC, Zhao JH. Efeitos da fibrina rica em plaquetas nos fibroblastos do ligamento periodontal humano e aplicação em defeitos infra-ósseos periodontais. Aust Dent J. 2011;56:365- 71.

Joseph VR, Raghunath A, Sharma N. Eficácia clínica da fibrina rica em plaquetas autóloga na gestão de defeitos periodontais infra-ósseos. Singapore Dent J. 2012 Dec;33(1):5-12

Bernimoulin JP, Lusher B, Muhlemann HR. (1975) Retalho reposicionado coronalmente. Avaliação clínica após um ano. J ClinPeriodontol; 2: 1-13.

Tarnow DP. (1986) Retalho semilunar reposicionado coronalmente. J ClinPeriodontol; 13: 182-185

Allen EP, Miller PD. (1989) Posicionamento coronal da gengiva existente: Resultados a curto prazo no tratamento de recessões rasas do tecido marginal. J Periodontol; 60: 316-319

De Sanctis M, Zucchelli G. Retalho avançado coronalmente: uma abordagem cirúrgica modificada para defeitos isolados do tipo recessão:

resultados de três anos. J Clin Periodontol. 2007 Mar;34(3):262-8

Ari G, Kumar A, Ramakrishnan T. Tratamento de um defeito intraósseo combinado com uma lesão endodôntica: relato de um caso. ENDO (LondEngl) 2010; 4(3):215-222

Shivashankar VY, Johns DA, Vidyanath S, Sam G. Combinação de brinco rico em plaquetas, hidroxiapatite e membrana PRF no tratamento de uma lesão periapical inflamatória de grandes dimensões. J Conserv Dent 2013;16(3):261-64

ÍNDICE DE CONTEÚDOS

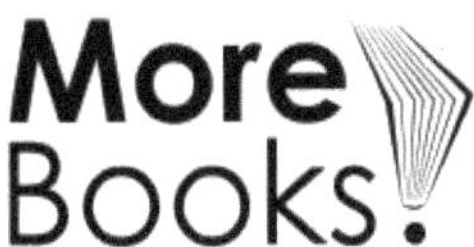

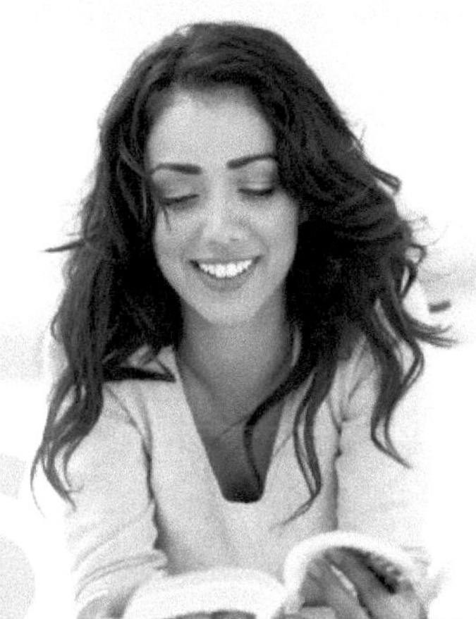

I want morebooks!

Buy your books fast and straightforward online - at one of world's fastest growing online book stores! Environmentally sound due to Print-on-Demand technologies.

Buy your books online at
www.morebooks.shop

Compre os seus livros mais rápido e diretamente na internet, em uma das livrarias on-line com o maior crescimento no mundo! Produção que protege o meio ambiente através das tecnologias de impressão sob demanda.

Compre os seus livros on-line em
www.morebooks.shop

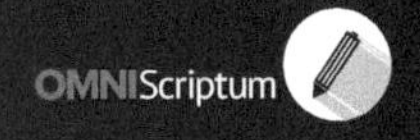

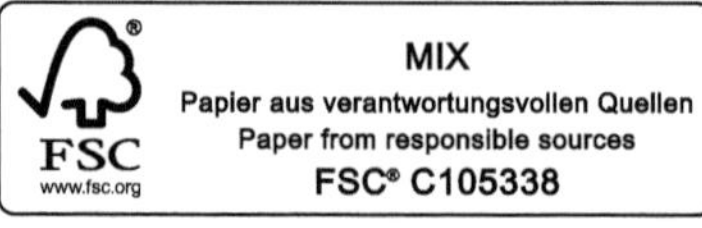

Printed by Books on Demand GmbH, Norderstedt / Germany